2023年苏州市科普专项资金资助项目

主编 杨小慧
副主编 姚红英
图 杨小慧

YAYI JIEJIE JIANG GUSHI

牙医姐姐讲故事

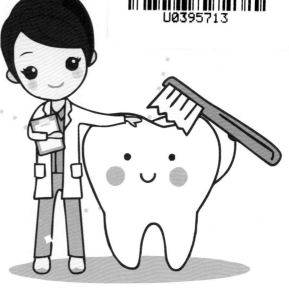

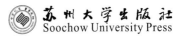
苏州大学出版社
Soochow University Press

图书在版编目（CIP）数据

牙医姐姐讲故事 / 杨小慧主编 .—苏州：苏州大
学出版社，2023.11
ISBN 978-7-5672-4559-4

Ⅰ.①牙… Ⅱ.①杨… Ⅲ.①牙—保健—儿童读物
Ⅳ.① R788-49

中国国家版本馆 CIP 数据核字（2023）第 178479 号

书　　名：牙医姐姐讲故事

主　　编：杨小慧
责任编辑：赵晓嬿
装帧设计：吴　钰

出版发行：苏州大学出版社（Soochow University Press）
社　　址：苏州市十梓街 1 号　　　　邮编：215006
网　　址：www.sudapress.com
E－m a i l：sdcbs@suda.edu.cn
印　　装：苏州工业园区美柯乐制版印务有限责任公司
邮购热线：0512-67480030　　　销售热线：0512-67481020
网店地址：https://szdxcbs.tmall.com/（天猫旗舰店）

开　　本：787 mm×1 360 mm　1/24　　印张：2.5　字数：34 千
版　　次：2023 年 11 月第 1 版
印　　次：2023 年 11 月第 1 次印刷
书　　号：ISBN 978-7-5672-4559-4
定　　价：25.00 元

凡购本社图书发现印装错误，请与本社联系调换。服务热线：0512-67481020

一个儿童牙医的科普情怀

　　"牙科恐惧"这个词我们可能不常挂在嘴边，但是这个现象普遍存在，躺在牙椅上的大人、小孩都会潜意识地握紧拳头，手脚发凉。2013年我来到苏州大学附属儿童医院工作，小朋友开始成为我的主要"聊天对象"。在孩子们哭闹、拒不张口的时候，对孩子发自内心的爱和编故事的潜意识，让我开启了为小患者创编"蛀牙大战"的椅旁故事机模式，以帮助他们转移注意力。小朋友的童言无忌和天真单纯激发了我的创作灵感，我常常为自己上一秒突发奇想的"哄骗"感到惊讶，孩子们对看牙故事的正反馈更是让我产生了推而广之的念头。这个过程并不是一味地额外付出，小朋友信任的回应和坚定的配合给我的欣慰与震撼也是实打实的。我开始有意识地记录一些与患儿的椅旁对话，并在2019年因为偶遇一本漂亮的手绘本便开始尝试将这些有趣的沟通画面画下来。所以，这本绘本其实蓄势已久，感谢苏州市科协的资助能够让更多小朋友看到这本绘本。希望有更多小朋友能够了解蛀牙，不再害怕牙医手里的各种"大怪物"，取而代之的是对每个小惊喜的期待。

　　根据在临床中遇到的最常见的问题，绘本设计了真的有个牙仙子，蚜牙虫王国，牙刷、牙线大作战和牙医姐姐的百宝箱四大板块。孩子们应该理解蚜牙虫能得逞是因为我们自己的疏忽，合理的自我保护和适当的治疗才能将蚜牙虫赶走。书中对牙齿世界和蚜牙虫王国的构建让孩子们对团体有了初步认知，也让他们对团队合作有了初步印象。不管是一个我们喜欢的牙齿世界，还是一个令我们战栗的蚜牙虫王国，团结的团队是值得钦佩的，也是值得敬畏的。希望所有对看牙有恐惧心理的小朋友和"大朋友"都能从中获取一些勇气和力量，正确爱护自己的牙齿，勇敢面对看牙的过程。这是一个牙医的美好祝愿，也是一个医学科普工作者的神圣使命。

杨小慧

2023年9月

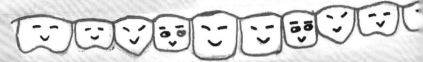

我们的嘴巴里会长出很多晶莹剔透的小牙齿，他们洁白可爱，安静又坚硬。可是你有没有想过这样一些问题？

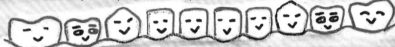

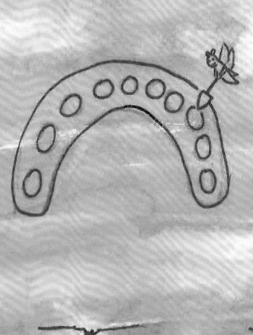
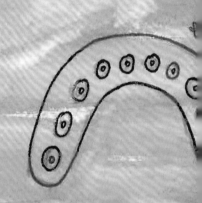

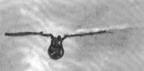
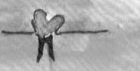
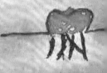

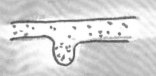
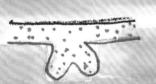
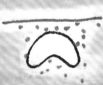

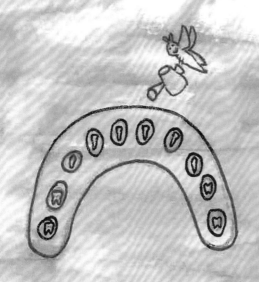

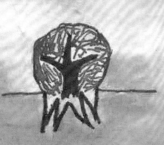

我们的牙齿是从哪里来的？是不是牙齿也有种子？是不是真的有个牙仙子？在一个阳光明媚的早晨，把牙齿种子一颗颗埋在牙床上，每天浇水、施肥，他们会不会就像小树种子一样慢慢发芽、抽条，长成一颗颗健康的牙齿？是的，牙齿也有种子，叫作牙胚，在我们成为生命的第六周就已经被种下了。

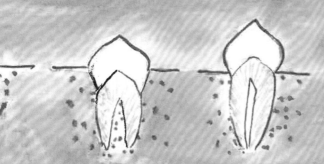

快来看，牙仙子有一个爱心宝盒，里面有各种各样的牙齿种子，她喜欢谁就会在谁的牙床上放一颗可爱的牙齿种子。所以，小朋友，一定有个牙仙子在默默地喜欢着你，你才会长出一颗颗漂亮的牙齿。在牙仙子的呵护下，每一颗牙齿也确实如大树一样不仅有坚硬的牙冠，还有结实而强壮的牙根，而且牙根里还有血管和神经给牙齿提供营养。每一颗牙齿都不简单，他们在努力保持健康，来帮助你咀嚼食物、保持漂亮的笑容。小朋友，你爱你的牙齿吗？他们可是很爱你的哦。

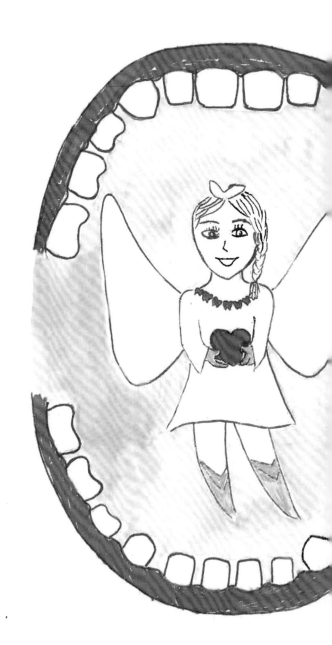

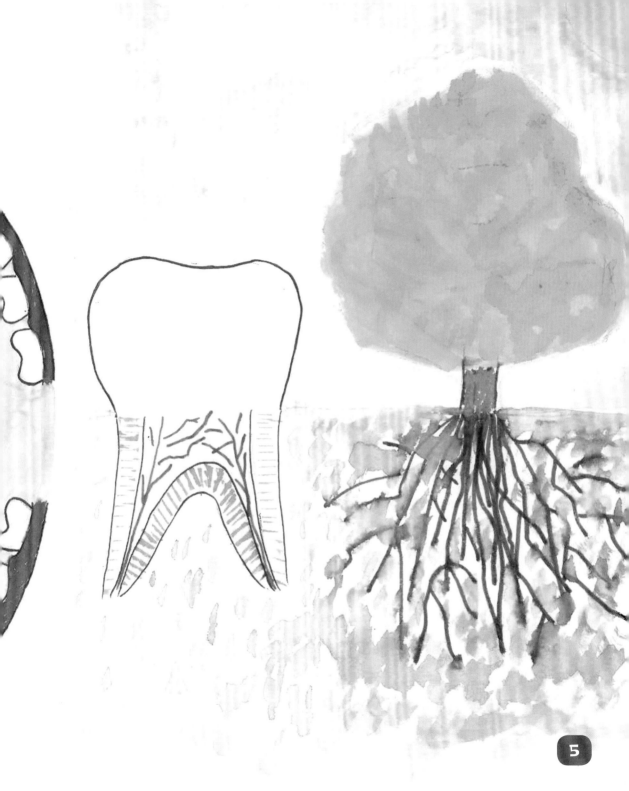

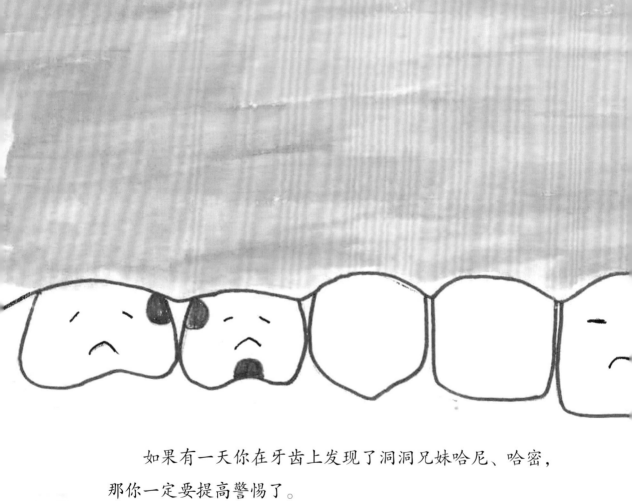

如果有一天你在牙齿上发现了洞洞兄妹哈尼、哈密，那你一定要提高警惕了。

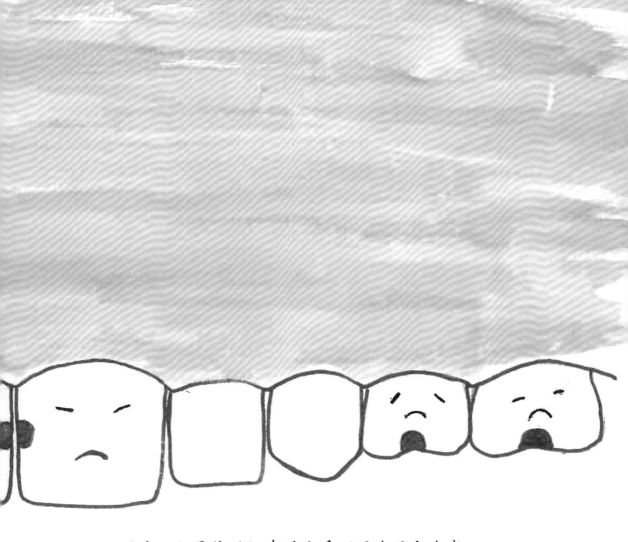

因为，如果你用好奇的小手叩开哈尼和哈密——

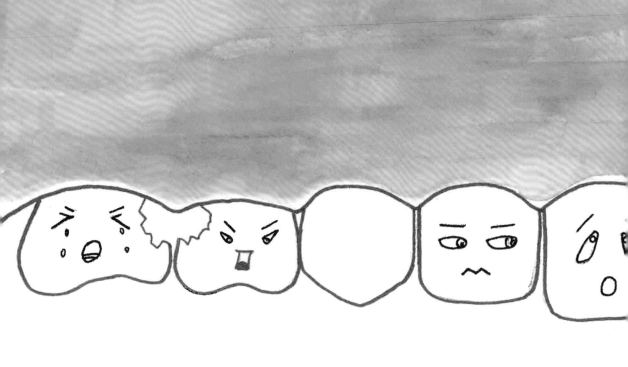

　　天哪，哈尼和哈密的深处居然是一个大洞！
牙齿破了、不漂亮了，还有点儿痛。

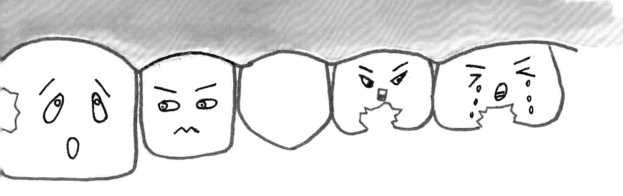

　　牙齿宝贝们生气极了："是谁?
是谁啃掉了我的牙冠?"

放大、放大、再放大！什么，这都是什么？

怎么会有这么多密密麻麻的虫子？

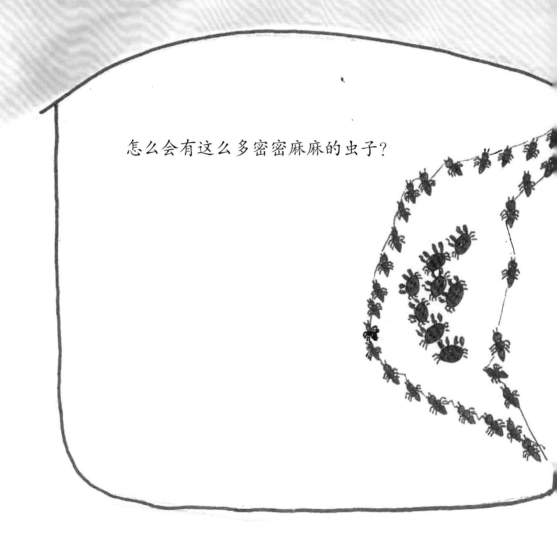

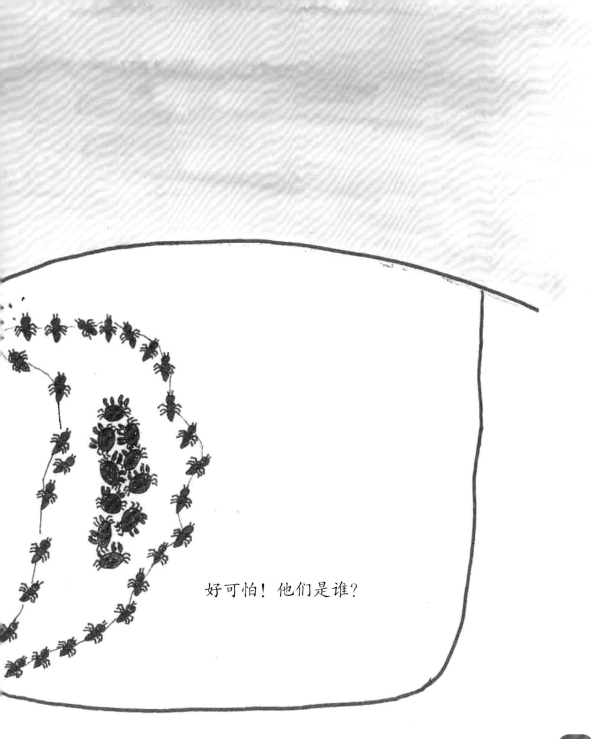

好可怕！他们是谁？

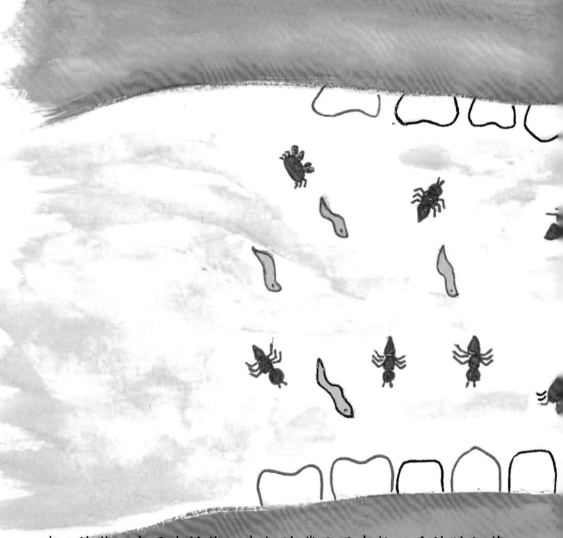

　　哦，抱歉！忘了告诉你：我们的嘴巴里有数以千计的细菌，他们能吃能喝、能生能死，他们有生命、有喜怒。他们小到我们得用4000倍的显微镜才能看得清，他们活跃到每20分钟可以繁殖一代。如此小而活跃的生物，我们可以叫他们虫子吗？姑且这

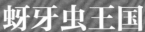

样叫吧！在这个庞大的虫子王国里，牙医发现了一类跟蛀牙密切相关的虫子，叫他们"蚜牙虫"好吗？

根据蚜牙虫的本事，咱们把他们分分类，再给他们起个名字：煤球虫、霉屁虫和钳钳虫。

让我们仔细看看他们：

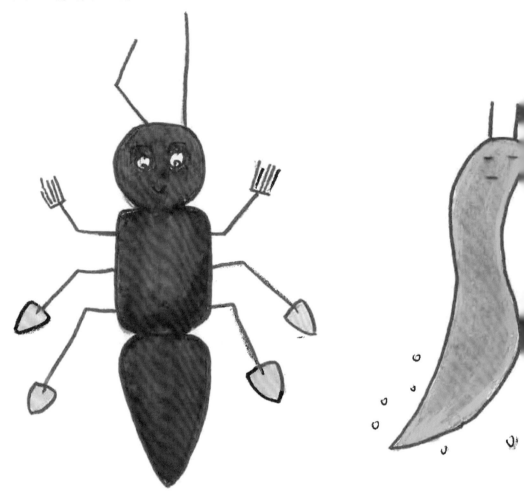

煤 球 虫

méi qiú chóng

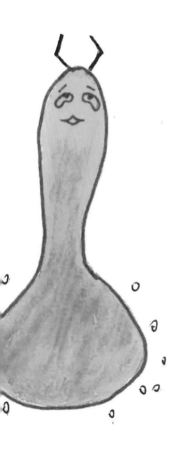

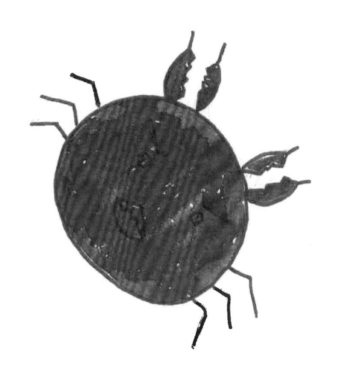

霰 屁 虫
xiàn pì chóng

钳 钳 虫
qián qián chóng

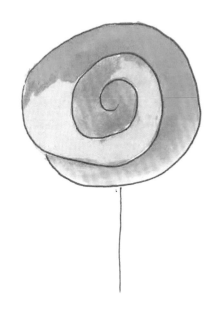

可不要小看这些蚜牙虫，他们有着各自的喜好和专长。煤球虫是一种勤劳、机灵的蚜牙虫，他们有敏锐的嗅觉，会在第一时间闻到停留在牙齿上的糖果、巧克力和果汁的味道。这个时候，煤球虫会第一时间在这些美味的牙齿上涂上用于标记的墨，以便和小伙伴们一起分享美味。

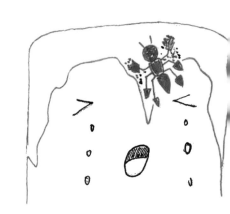

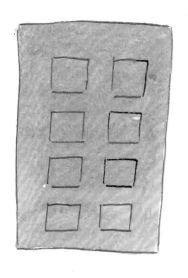

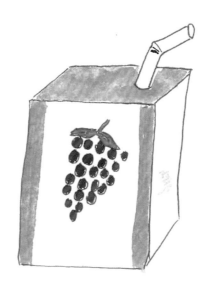

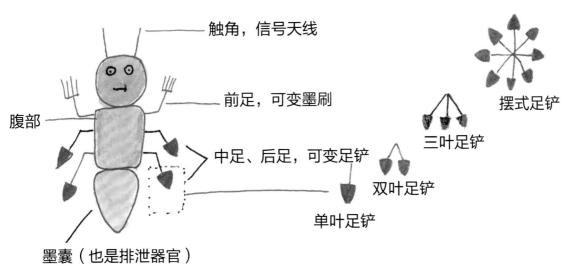

触角，信号天线

前足，可变墨刷

腹部

中足、后足，可变足铲

墨囊（也是排泄器官）

摆式足铲

三叶足铲

双叶足铲

单叶足铲

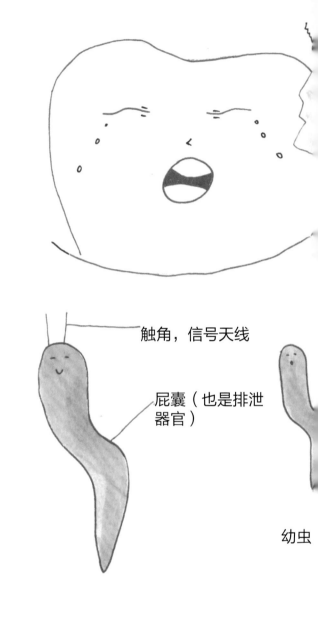

触角，信号天线

屁囊（也是排泄器官）

幼虫

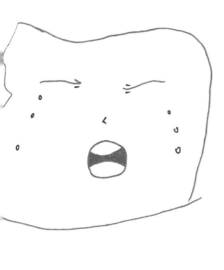

霰屁虫有着比较柔韧的躯体，而且喜欢在罅隙里求生存，嵌塞在牙缝里的肉肉和蔬菜是他们最喜欢寄居的地方。不论是糖果还是米饭，都会被拦截在霰屁虫寄居的肉丛或是蔬菜丛里。所以，小朋友，这下你知道为什么没有吃糖果还是会长蛀牙了吗？

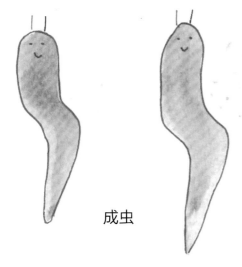

成虫

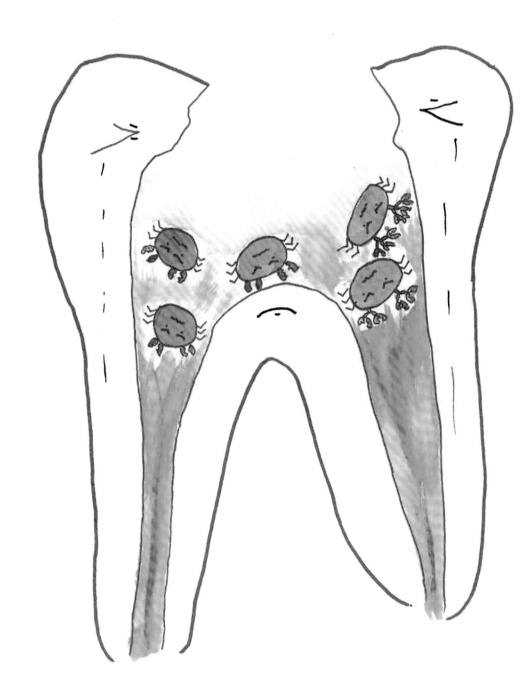

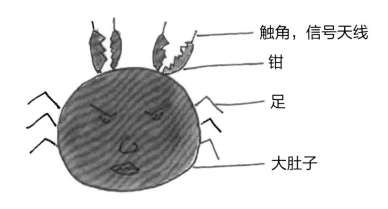

触角，信号天线

钳

足

大肚子

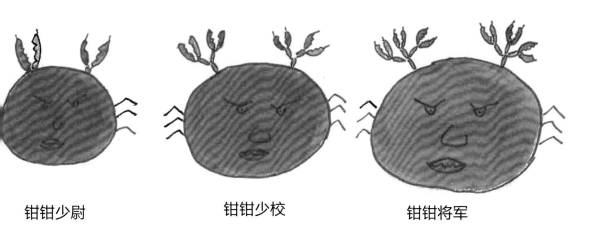

钳钳少尉　　　　　　钳钳少校　　　　　　钳钳将军

最凶狠的蚜牙虫要属钳钳虫了，他有两对令人毛骨悚然的钳子，锋利的钳子会撕扯我们的牙神经，那种痛可是令人彻夜难眠啊！希望你永远不会感受到。

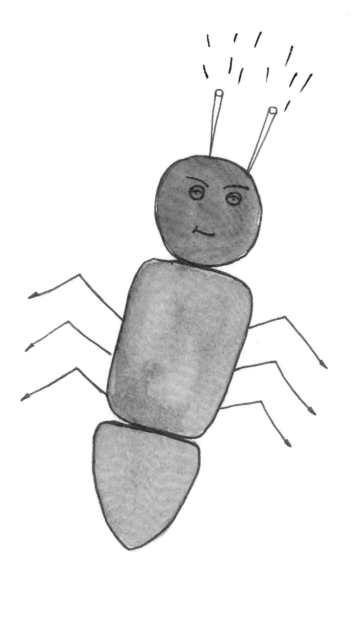

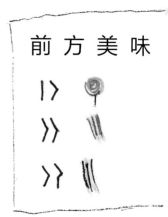

前方美味

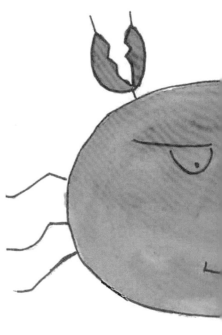

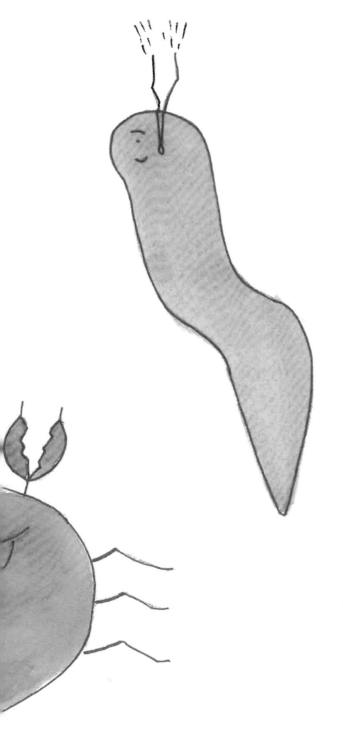

　　蚜牙虫最厉害的可并不是他们的武器，而是他们的团队协作精神。信使煤球虫不仅会四处寻找美味，还会第一时间把美味的消息传递给其他的蚜牙虫。触角是他们传递信号的主要手段，触角的造型表达了牙齿位置，而振动的方式则代表了美食的种类。瞧，这是煤球虫信使正在说"右边上面第二颗牙齿上有棒棒糖汁，左边上面第二颗和第三颗牙齿之间塞了肉肉"。

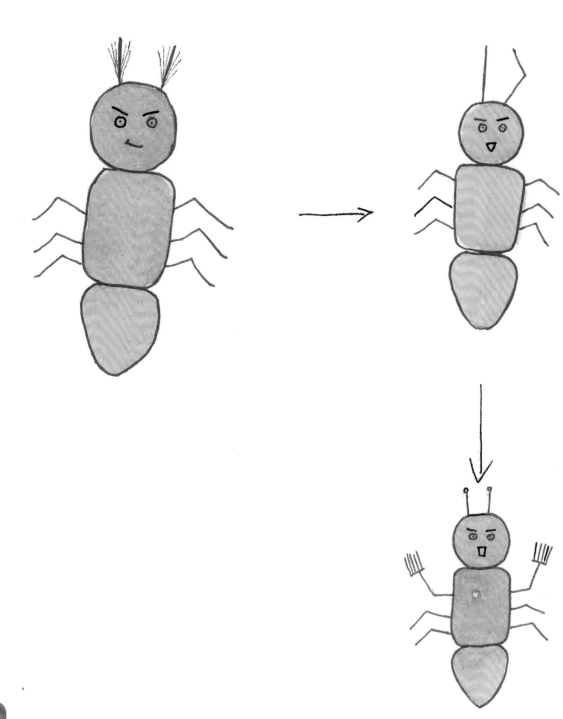

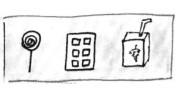

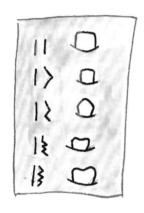

　　煤球虫在得到美食的消息后笑逐颜开，前足变形为板刷，墨囊里的墨汁通过板刷流出，涂布在美味残留的牙面上，为下一步工作做好准备。

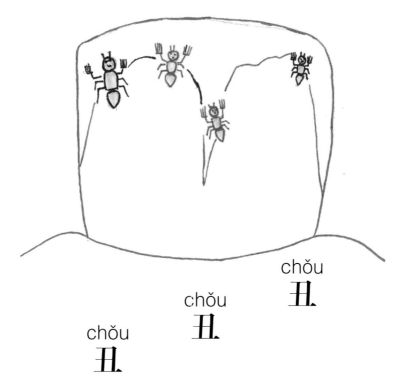

chǒu
丑

chǒu
丑

chǒu
丑

夜幕降临，煤球虫们开始真正地工作，他们的中足和后足变成了足铲，开始一点一点地"挖呀挖呀挖"。你可别小看这个小小的足铲，在同一个地方挖够一百零八次就能挖出一个针尖样的小洞了。而且越勤劳的煤球虫就会获得越有威力的足铲，足铲会变成两叶、三叶，甚至像"风火轮"一样，想象着煤球虫一次一个大风火轮的扫荡，我顿时觉得牙齿都要痛了。可不，一个星期以后牙齿的表面都被挖秃了，就留下煤球虫酒足饭饱后懒洋洋的身体和他们排泄出的煤球样的"嗯嗯"了。当然，还有被破牙丑哭的小朋友。

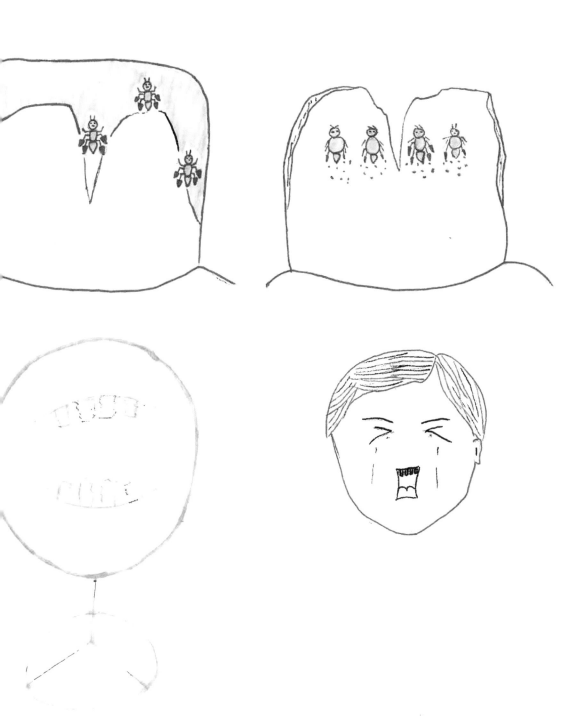

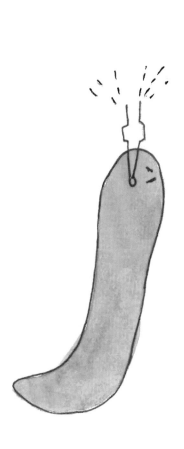
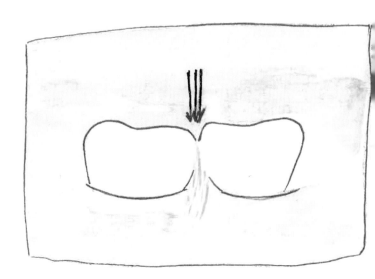
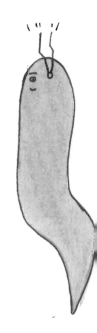

在两颗牙齿相邻的地方，你一定能找到霰屁虫锁定的作战区域，那一丛丛的牛肉丝或者鸡肉丝是他们下一个安营扎寨的最佳地点。

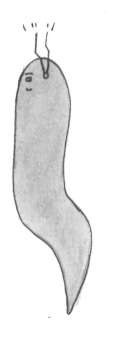
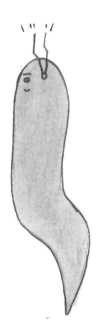

软软的霰屁虫纵身挤进牙缝里，就着肉丛中拦截的美味啃食着牙齿。"噗噗噗"，不好了，酒足饭饱的霰屁虫俨然忘记了保持风度。臭屁霰弹弥漫整个蚜牙虫王国，对了，别忘了蚜牙虫王国可就在小朋友的嘴巴里哦！如果闻到臭臭的味道，就快来找出霰屁虫的根据地吧！

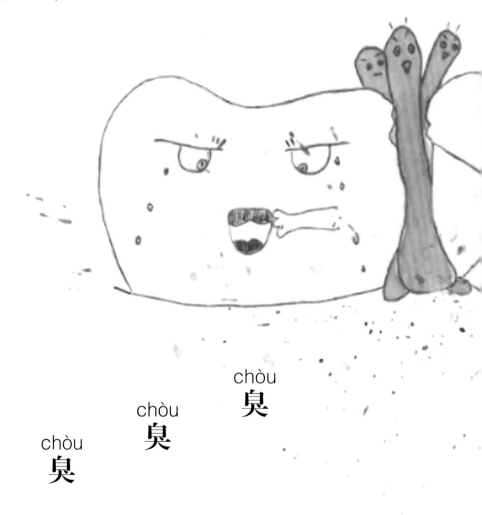

chòu
臭

chòu
臭

chòu
臭

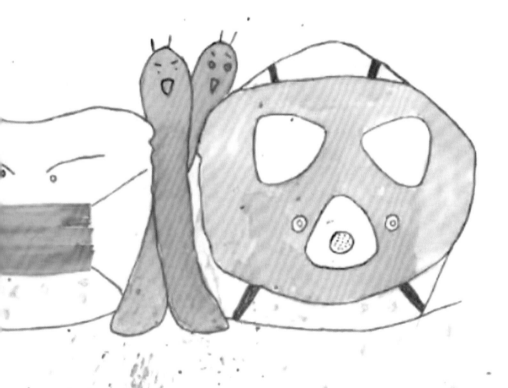

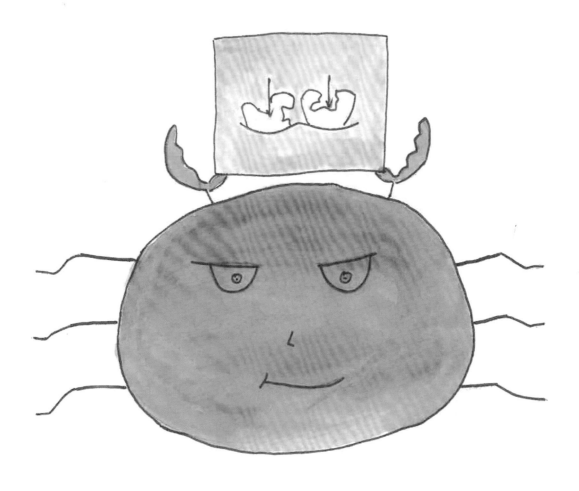

　　凶狠的钳钳虫则喜欢在牙齿深部驻扎，当煤球虫、霰屁虫在牙齿表面掘出釉质层和本质层后，钳钳虫会趁机深入牙齿的核心——牙髓腔。

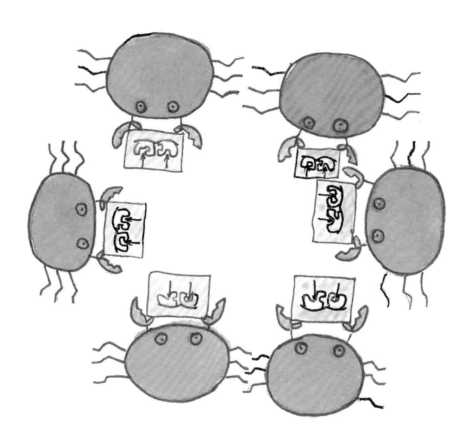

tòng
痛

tòng
痛

钳钳虫的武器就是他头顶上的那对大钳子，锋利、多刃，能撕扯开牙齿的神经和血管。因此，钳钳虫虽然深居髓腔，却是最令人刻骨铭心的蚜牙虫。当贪吃的钳钳虫蚕食了神经，你的牙齿将不再能感受到冰凉与疼痛。当然，这并不代表你的牙齿好了。钳钳虫吃喝拉撒的垃圾将从牙根流出，牙根将被垃圾托起，一咬食物就会疼痛。

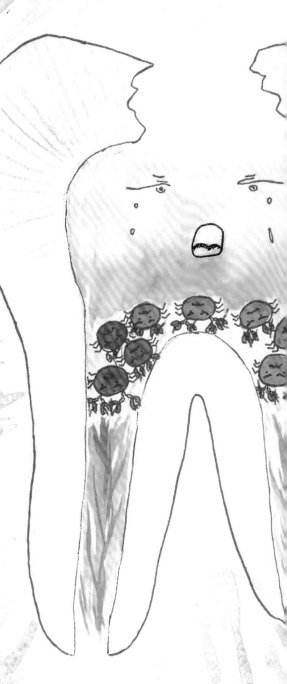

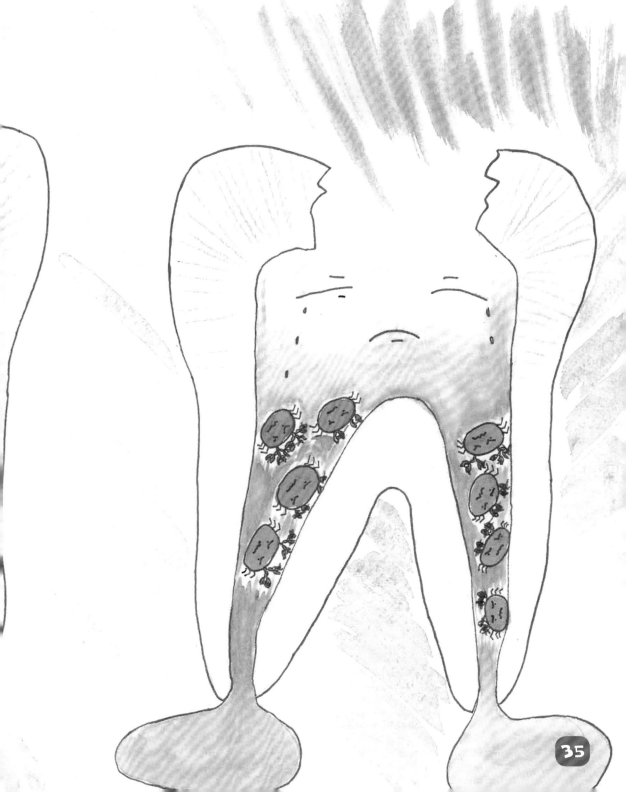

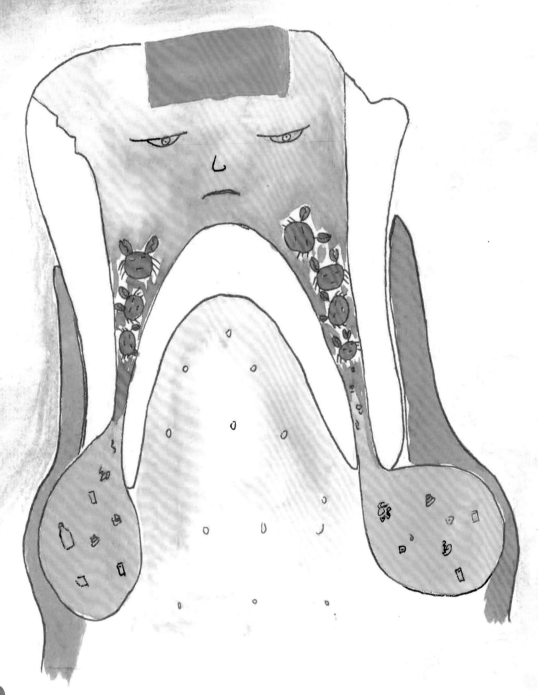

fā shāo le
发 烧 了
▲

zhǒng bāo le
肿 包 了
△

jiù mìng a
救 命 啊……

严重的时候，还会发烧、肿脸、吃不香、睡不着……

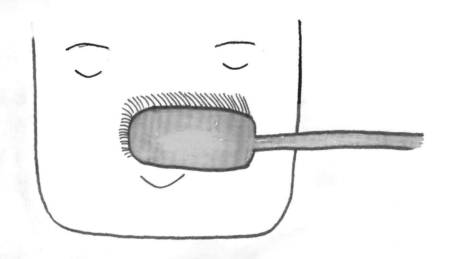

如果不想被蛀牙虫盯上，我建议你一定要使用清洁牙齿的两大神器——牙刷和牙线。

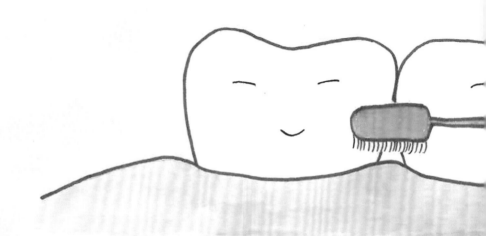

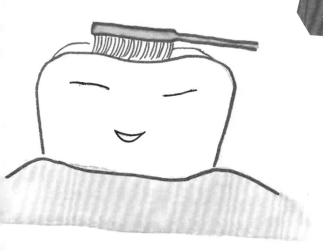

牙刷、牙线大作战

别小看牙刷的作用哦！二三原则坚持到，牙齿宝宝齐欢笑。

（二三原则：每天刷牙两次，每次三分钟。）

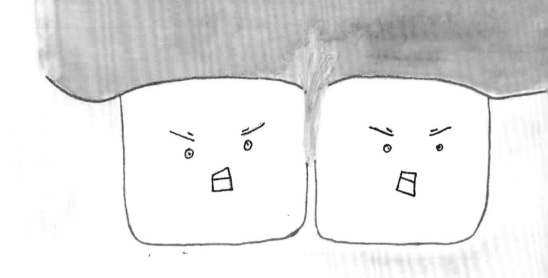

当然，牙刷不是万能的，牙缝中嵌得比较紧的肉丝就是牙刷清洁不到的死角。快让妈妈用牙线来剔掉那些顽皮的小肉丝吧！记住是牙线，牙线、牙线，可不是牙签哦！

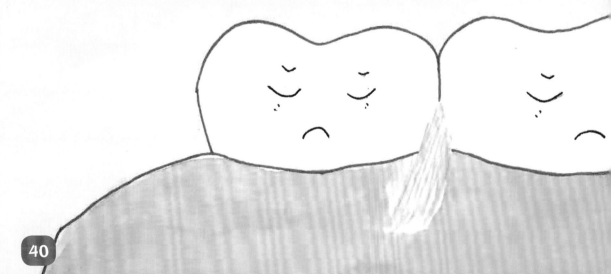

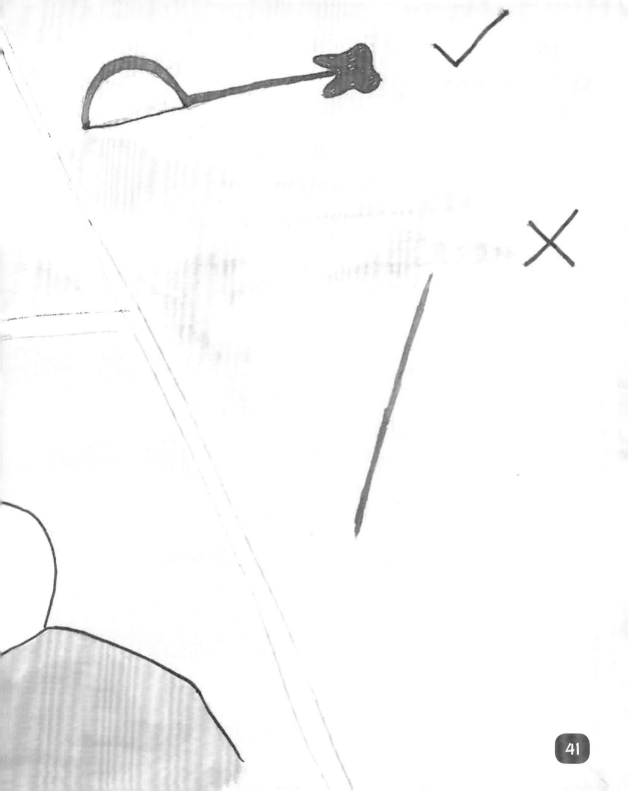

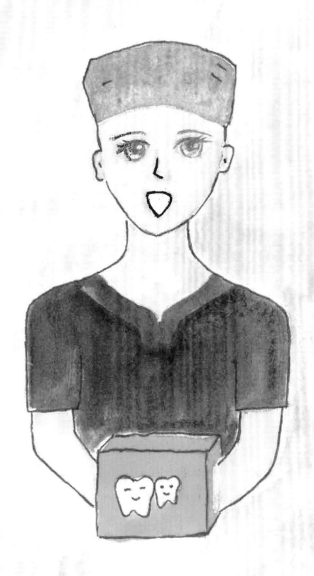

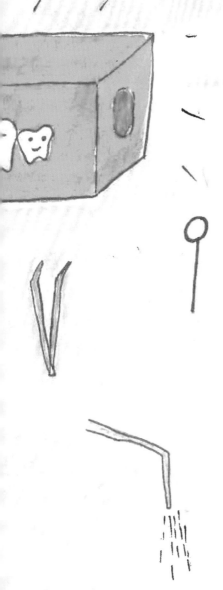

牙医姐姐的百宝箱

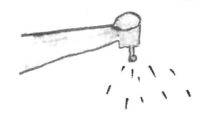

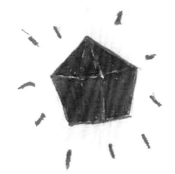

小朋友，你看过牙医吗？你可知道牙医姐姐的百宝箱？让我来拿一些给你瞧瞧吧！

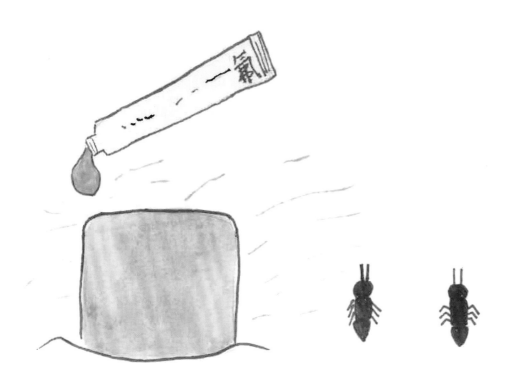
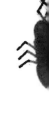

fú
氟

xiāng wèi　　　　méi qiú chóng guò mǐn
香 味　　　　煤 球 虫 过 敏

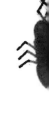

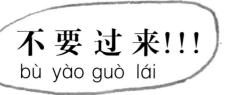

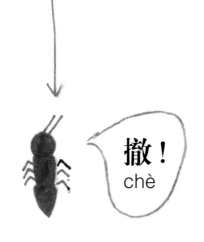

氟（氟化钠）是一种可以保护牙齿的物质，散发着淡淡的香味，正是这种香味会让煤球虫过敏，逃之夭夭。

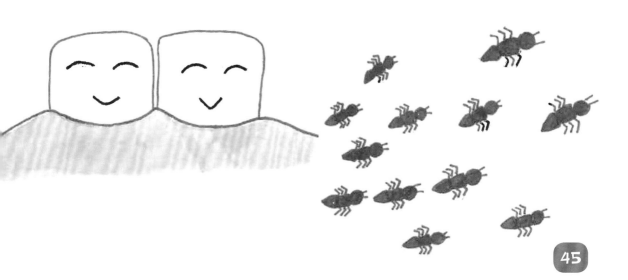

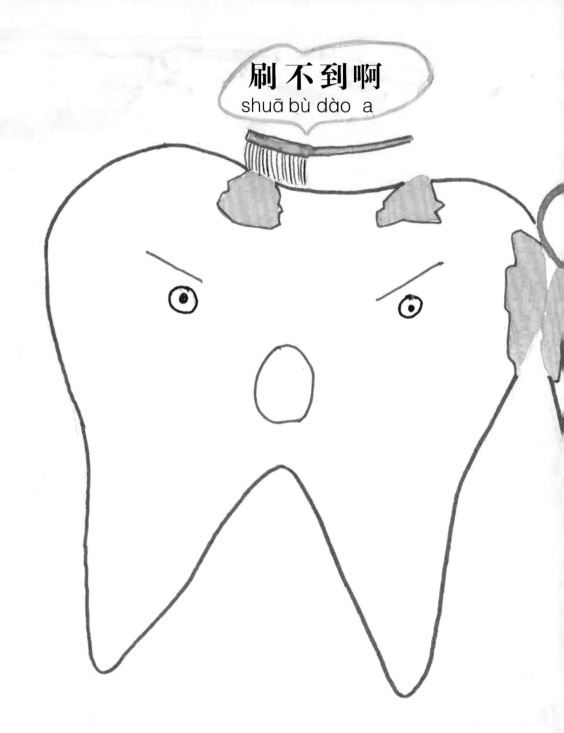

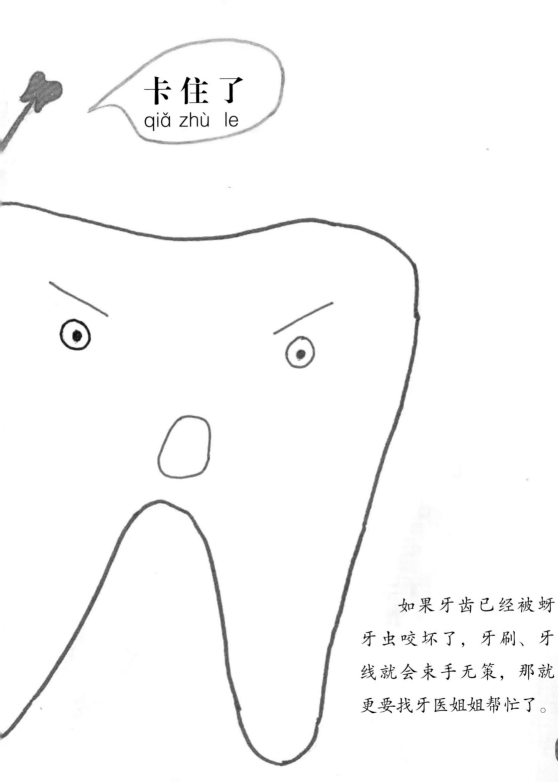

卡住了
qiǎ zhù le

如果牙齿已经被蚜牙虫咬坏了，牙刷、牙线就会束手无策，那就更要找牙医姐姐帮忙了。

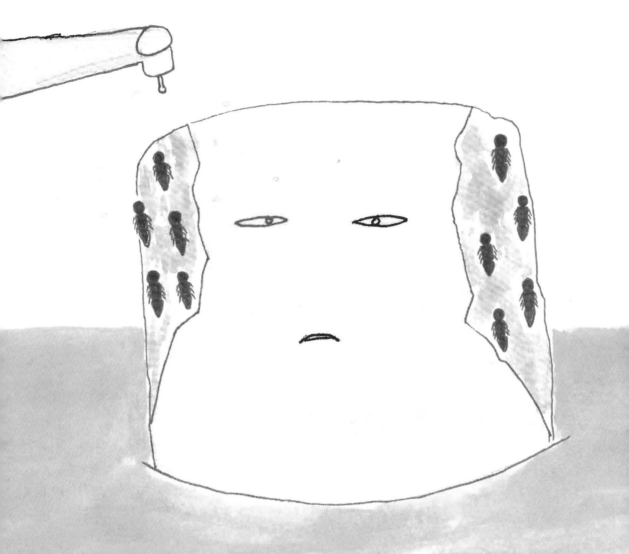

xiǎo huā sǎ

小花洒

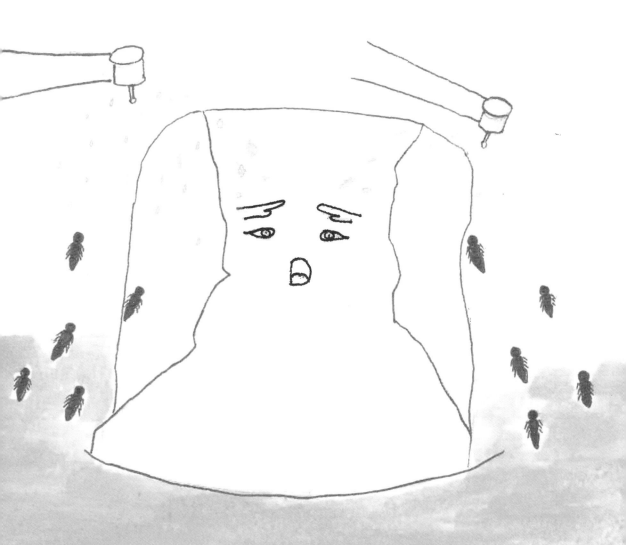

小花洒：可以喷水，把蚜牙虫和画在牙齿上的标记冲洗干净，避免蚜牙虫军团的大规模进攻。

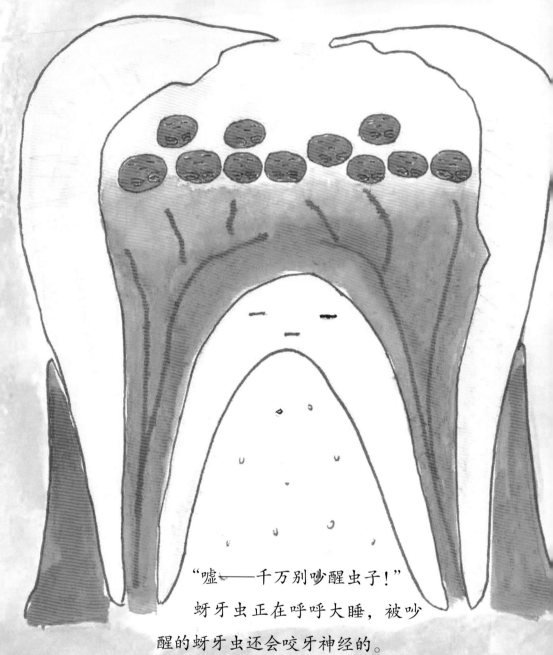

"嘘——千万别吵醒虫子!"
蚜牙虫正在呼呼大睡,被吵
醒的蚜牙虫还会咬牙神经的。

bái tiān
白 天

shuì jiào
睡 觉

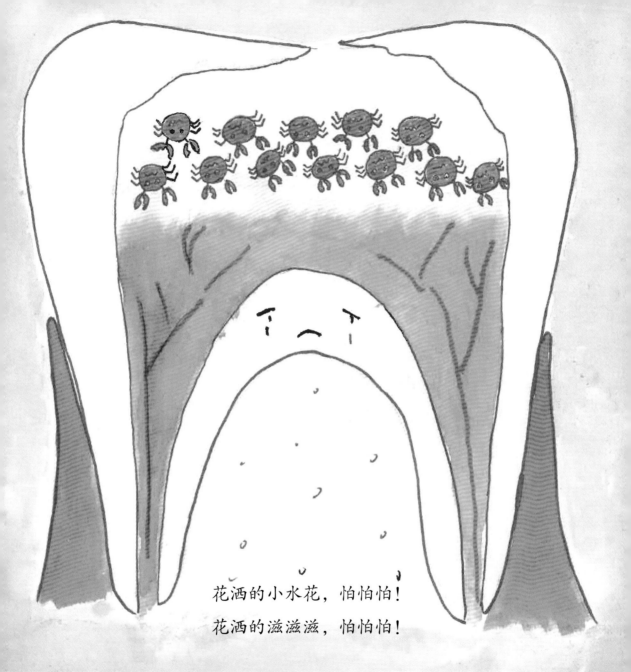

花洒的小水花，怕怕怕！
花洒的滋滋滋，怕怕怕！

yè wǎn
夜 晚

zhàn dòu
战 斗

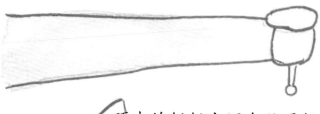

　　顽皮的钳钳虫还会往牙根里面钻钻钻。别怕，还有"蓝宝石"。

　　蓝宝石：爬进牙齿神经里的钳钳虫，会疯狂地撕扯牙神经，让我们痛不欲生，甚至想拔掉我们心爱的牙齿。咱们可不能中了钳钳虫的圈套啊！相信牙医姐姐，她有个宝贝——蓝宝石。这个蓝宝石会催眠钳钳虫，让他们睡着了，睡熟了，不再咬牙齿的神经。这样小朋友就不会牙痛了，可以安心睡觉了。宝贝，做个好梦吧！

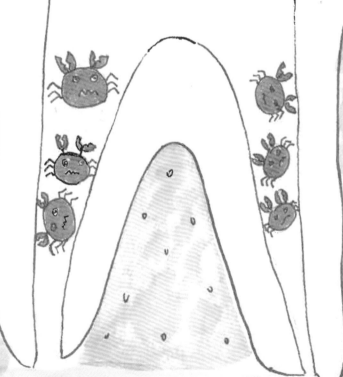

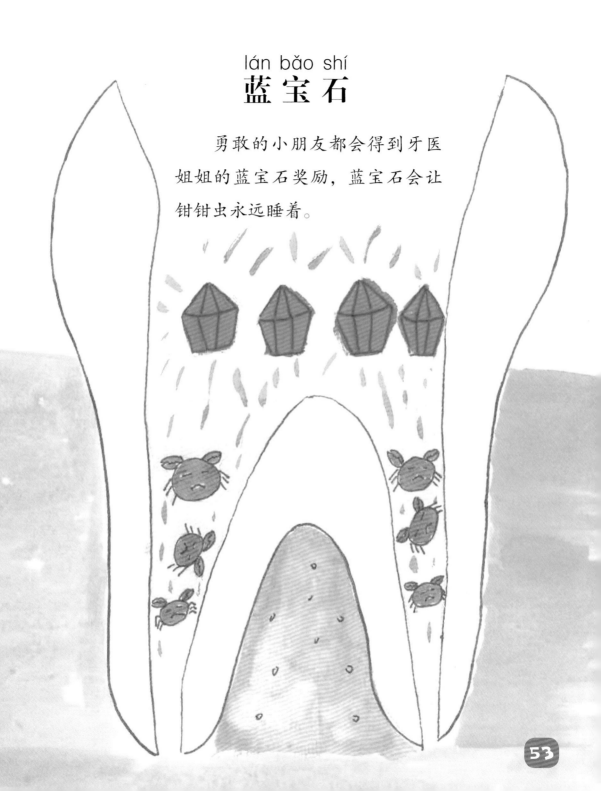

勇敢的小朋友都会得到牙医姐姐的蓝宝石奖励，蓝宝石会让钳钳虫永远睡着。

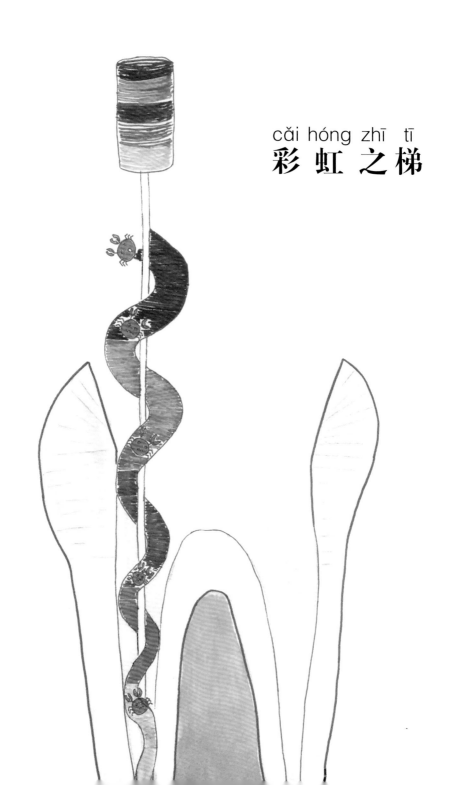

彩虹之梯：小朋友们可能常常会在看牙的时候听到"针管治疗"，还会看到花花绿绿的"针"。其实，这是因为小朋友们太害怕"针"了，所以将"根管治疗"错听成"针管治疗"。

牙医百宝箱里颜色各异的"针"只是牙医和科学家联合设计的"云梯"，不信你仔细看看啊！

顽皮的钳钳虫会顺着小梯子一点一点往上爬，从深邃的牙根根管里面探出脑袋，懵懵懂懂地掉进牙医的"云梯"吸管里，最后被冲进遥远的"太平洋"，再也回不来了。

"云梯"手柄的颜色越深，梯子的宽度越大，能容下的钳钳虫体积就越大。比如，黑色的梯子就是为钳钳虫将军准备的。所以小朋友千万不要害怕，这些"云梯"就像一道彩虹，为咱们受伤的牙齿赶走钳钳虫，带来一片晴朗。

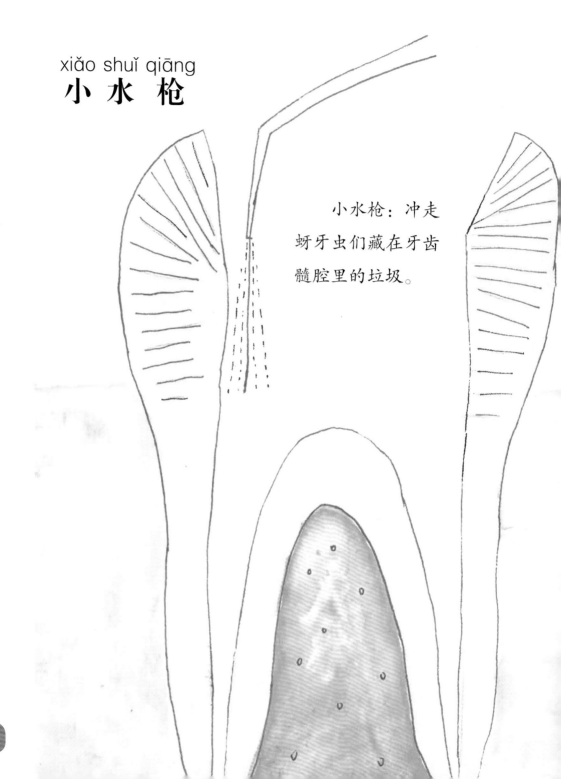

小水枪：冲走蚜牙虫们藏在牙齿髓腔里的垃圾。

水晶牙齿

　　超级无敌"汉堡包"牙齿：第一层是黄色的香蕉膏（虫子最不喜欢香蕉的味道）；第二层是白色的乳酪膏；第三层是魔力牙齿，牙医姐姐会用魔力光帮你装一颗雪白晶莹的牙齿。所以，小朋友，不要害怕，这个世界上还有牙医姐姐在爱着你哦！